ASSOCIATION FRANÇAISE

POUR

L'AVANCEMENT DES SCIENCES

CONGRÈS DE LA ROCHELLE

1882

PARIS

AU SECRÉTARIAT DE L'ASSOCIATION

4, rue Antoine-Dubois, 4.

(PLACE DE L'ÉCOLE-DE-MÉDECINE.)

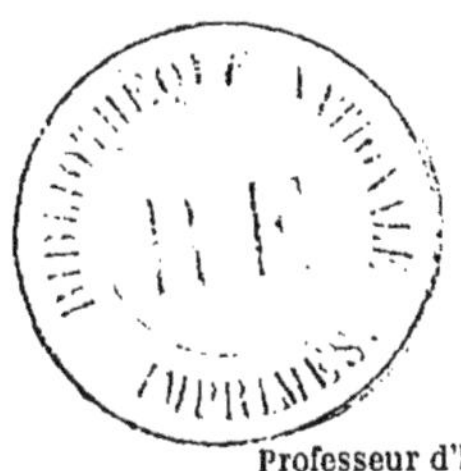

M. H. BOURRU

Professeur d'hygiène à l'École de médecine navale de Rochefort.

SUR L'ÉTAT SANITAIRE DE LA VILLE DE ROCHEFORT

— Séance du 25 août 1882 —

La ville de Rochefort, depuis deux siècles qu'elle existe, a mérité, pendant longtemps, une détestable réputation sous le rapport sanitaire. Située dans l'une des zones de la mal'aria en France, assise sur un banc de grès vert, mais au milieu des marais de l'alluvion contemporaine de la Charente et de la Seudre, dans l'ancien golfe de Saintonge aujourd'hui comblé, elle a une histoire remplie, pendant plus d'un siècle, de souvenirs d'épidémies, de lugubres mortalités. Mais voilà soixante-dix ans que les travaux exécutés, les progrès accomplis ont commencé à changer tout cela, et, si la réputation de Rochefort, à cette heure, est encore mauvaise, c'est une vieillerie qui n'est plus de saison.

Permettez-moi, Messieurs, d'essayer de vous en convaincre en me servant des documents statistiques patiemment accumulés, depuis vingt-sept ans, et habilement coordonnés par M. Maher, ancien directeur du service de santé et de l'École de médecine de Rochefort. J'ai bien regret que mon vénérable maître n'ait pu venir lui-même vous présenter ce plaidoyer; notre cause commune y perdra beaucoup.

Les nombres que je vais présenter, sont calculés pour la période de vingt ans, comprise entre 1860 et 1880, en écartant l'année 1871, trop exceptionnelle par des circonstances inutiles à rappeler.

Bm.

Dans un pays paludéen la mortalité atteint son maximum en automne : c'est une règle générale (V. *Atlas de la distribution géographique des maladies*, par Lombard). Au siècle dernier, Moheau (*Recherches sur la population de la [France, 1788, citées par Lombard) montre que

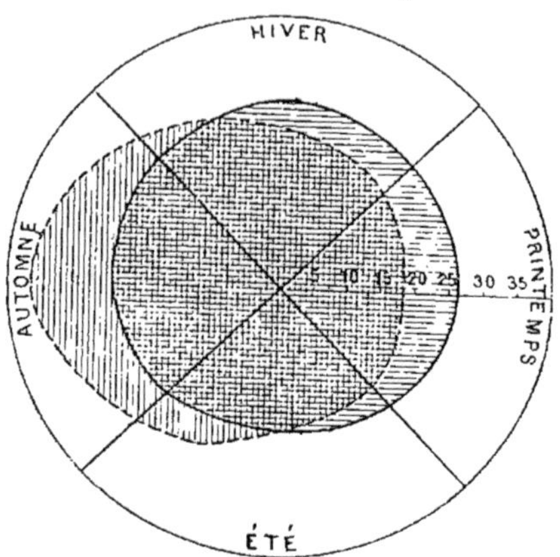

Fig. 1. Distribution de la mortalité par saisons au XVIIIe siècle et dans les derniers 10 ans (1870-1880).
Les hachures *verticales* emplissent la courbe du XVIIIe siècle :
Les hachures *horizontales*, celle de 1870 à 1880.

l'automne, à Rochefort, a, pour sa part, 36, 93 0/0 des décès de l'année. De nos jours, cette proportion est descendue :

Entre 1860 et 1869, à 26,93,
Entre 1870 et 1880, à 24,74,

c'est-à-dire que, dans cette dernière période décennale, la mortalité, en automne, n'atteint même plus le quart de la mortalité totale.

	18e siècle	1860 à 1869	1870 à 1880
Hiver.	23,74	27,41	27,88
Printemps.	18,40	24,20	26,47
Été.	20,93	21,48	20,87
Automne	36,93	26,93	24,74

Cette décroissance est bien significative. L'automne n'occupe plus que le troisième rang dans la mortalité considérée par rapport aux saisons. Nous trouverions même, dans les trois dernières années, 1878, 79, 80, des proportions plus favorables de 22,6; 22,4 et 21,2 0/0, mais ce sont peut-être d'heureuses exceptions ; il ne serait pas rigoureux de s'en servir. Une moyenne comptée sur dix ans, évite les exceptions en défaut ou en excès.

De ces nombres, nous voulons surtout retenir le déplacement du maximum de la mortalité ; autrefois automnal, il est devenu hivernal, ce qui implique un remaniement général des causes des décès.

En effet, les maladies automnales sont les maladies infectieuses, ce qui, pour nos climats, signifie l'infectieux paludéen et l'infectieux typhoïde.

L'infectieux paludéen nous donne la mortalité moyenne de 3,81 décès sur 10,000 habitants, pour les vingt années en observation, avec une différence sensiblement favorable à la deuxième période décennale.

Décès par paludisme :

1860 à 1869.	4,36 décès pour	10,000 habitants.
1870 à 1880.	3,27 —	10,000 —
Moyenne en 20 ans.	3,81 —	10,000 —

Et si nous comptons, sur le nombre total des décès, la part qui revient à l'infectieux paludéen, nous trouvons :

1860 à 1869.	1,59 sur	100 décès.
1870 à 1880.	1,35 —	100 —
Moyenne en 20 ans.	1,47 —	100 —

Il est même permis de croire que cette proportion est encore trop élevée.

M. Maher fait en effet remarquer que les erreurs de diagnostic sont faciles dans les formes les plus communes de perniciosité des fièvres. Il est telle circonstance où l'erreur est inévitable ; M. Maher cite des cas, à Rochefort, où un diagnostic porté par les médecins les plus expérimentés, a été démenti par l'autopsie. En ville, le contrôle *post mortem* fait défaut, et l'erreur, sans redressement possible, reste acquise à la statistique.

L'infectieux typhoïde entretient la grande endémie de nos pays tempérés d'Europe, de la France en particulier. Voici le résumé des décès de ce chef dans la ville de Rochefort :

Décès par fièvre typhoïde :

1860 à 1869.	6,59 décès pour	10,000 habitants.
1870 à 1880.	6,33 —	10,000 —
Moyenne en 20 ans.	6,46 —	10,000 —

Entre le maximum et le minimum, les écarts, peu étendus, oscillent entre 8,71 et 4 pour 10,000 habitants. Cette constance démontre que, si nous ne sommes pas exempts de l'endémie typhoïde, nous n'avons jamais d'*épidémies typhoïdes.*

En rapport avec la mortalité totale, la fièvre typhoïde donne les nombres suivant :

1860 à 1869.	2,74 pour	100 décès.
1870 à 1880.	2,65 —	100 —
Moyenne en 20 ans.	2,69 —	100 —

Pour trois années qu'il considère, Lombard (*Climatologie médicale, II, 501*) établit que la mortalité de la fièvre typhoïde, dans toute la France, est de 7,2 à 8 0/0 de la mortalité générale. C'est donc, en notre faveur, une différence de près des deux tiers.

Envisagée spécialement dans la garnison de Rochefort, la fièvre typhoïde, pendant la période de dix ans comprise entre 1860 et 1869, compte pour 14,93 sur 100 de l'ensemble des décès. Laveran (*Maladies et épidémies des armées*, de 1863 à 1869, p. 225) donne 19 décès pour fièvre typhoïde sur 100 décès généraux. Ainsi, Rochefort n'est point exempte de l'endémie typhoïde, mais son endémie est aussi bénigne que nulle part ailleurs, et elle n'a point d'épidémies. Une ville de garnison sans épidémies typhoïdes! Est-il rien de plus rare et de plus heureux? Le collège, les orphelinats, les maisons d'éducation privées, les prisons n'en ont jamais eu plus que les casernes.

La diphthérie (angine couenneuse, croup, etc.) est très rare. Dans les vingt années qu'embrasse notre calcul, la progression décroissante de la diphthérie est incessante, ainsi que le montrent les quelques nombres suivants :

1860 – 64.	9,33 décès de diphthérie sur 100	
1865 – 69.	8,12 —	— 100.
1870 – 75.	3,07 —	— 100.
1876 – 80.	1,93 —	— 100.

Nous n'avons de maladies épidémiques que la variole et la rougeole qui procèdent par importations, se répandent par contagion, et durent tant qu'elles trouvent des aliments, c'est-à-dire des individus qu'une atteinte antérieure ou la vaccination ne préserve pas. Ce sont les mêmes allures de ces maladies, à Rochefort comme partout ailleurs. Aussi règnent-elles, l'une et l'autre, par périodes séparées par des intervalles de calme plat.

Le choléra indien, qui avait été sévère en 1832, 1834, 1849 et 1854, a été importé dans la ville, pendant la dernière invasion européenne de 1865; mais il ne s'est pas répandu et n'a occasionné que 9 décès.

Tel est le bilan de nos maladies infectieuses, de nos épidémies.

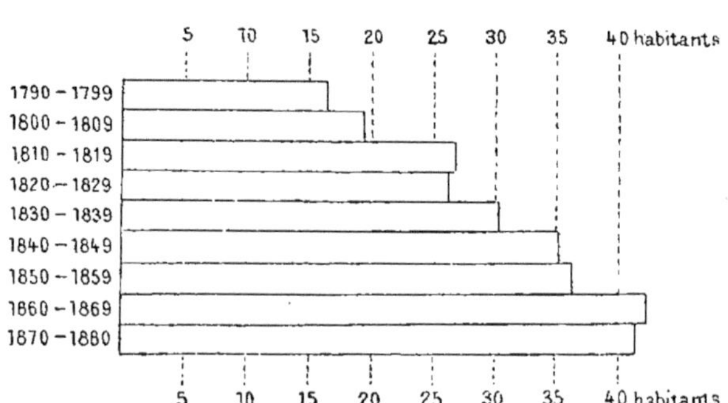

Fig. 2. Modifications de la mortalité de la ville de Rochefort depuis un siècle. — La longueur de la bande indique le nombre des habitants qui fournissent 1 décès chaque année.

Envisageons maintenant la mortalité en général, sur toute la population de Rochefort, et sans tenir compte des causes de mort. Voici les chiffres de comparaison que nous pouvons établir, par périodes décennales, depuis près d'un siècle :

1790 à 1799.	1 décès pour	16,44	habitants.
1800 à 1809.	1 — —	19,30	—
1810 à 1819.	1 — —	26,61	—
1820 à 1829.	1 — —	26,36	—
1830 à 1839.	1 — —	30,15	—
1840 à 1849.	1 — —	34,85	—
1850 à 1859.	1 — —	36,10	—
1860 à 1869.	1 — —	42,39	—
1870 à 1880.	1 — —	41,36	—

C'est une progression favorable qui ne s'interrompt que très exceptionnellement depuis un siècle.

Pour la dernière période décennale, il est vrai, la progression rétrograde légèrement; cela vient assurément de l'année 1870, dont les derniers mois sont déjà bien chargés par les événements de la guerre. Cette année retranchée, nous trouvons la proportion 1 sur 42,42 légèrement plus favorable que la précédente.

Pour la période de 1860 à 1869, la mortalité générale, en France, a été de 1 décès sur 43,40 habitants; la nôtre, de 1 sur 42,39; c'est une unité en notre défaveur.

Nous devons remarquer ici, avec M. le directeur Maher, que dans nos murs, beaucoup de marins viennent mourir de maladies contractées hors de France, qui chargent ainsi nos listes obituaires. Nos hôpitaux reçoivent aussi des malades, ordinairement des plus compromis, qui viennent des localités voisines pour subir des opérations graves ou recevoir des soins nouveaux.

Pour comparer des populations comparables, M. Maher a eu l'excellente idée de rapprocher la statistique des ports de guerre. Dans la période qu'il étudie, la mortalité a été :

A Brest.	1 décès pour	38,64	habitants
A Lorient	1 — —	38,36	—
A Toulon	1 — —	38,10	—
A Rochefort.	1 — —	39,84	—

Rochefort est donc supérieure aux autres ports de guerre.

Ces réserves faites, nous pouvons déclarer que notre mortalité est tout au plus égale, sinon inférieure, à la mortalité moyenne de la France. Il y a loin de là, sans doute, à la réputation de ville pestiférée que Rochefort a conservée trop longtemps, et qu'elle méritait, j'en tombe d'accord, quand, chaque année, il y mourait 1 habitant sur 16 (6,25 sur 100); mais il y a de cela près d'un siècle, et, grâce aux travaux des ingénieurs, aux progrès de l'hygiène, tout cela est bien changé !

La mortalité, spécialement considérée dans la garnison, entre 1860 et 1869, donne les résultats suivants :

Infanterie de marine : 1,05 décès pour 100 hommes de l'effectif.
Infanterie de ligne : 0,82 décès pour 100 hommes de l'effectif.

La différence entre ces deux corps ne surprend pas ceux qui savent dans quel état de santé reviennent souvent, des colonies, les détachements de l'infanterie de marine.

Dans la même période, la mortalité de toute l'armée, dans les garnisons de France, était de 1,01 pour 100 hommes d'effectif (Morache, *Hygiène militaire*, p. 1021). La proportion de 0,82 pour l'infanterie de ligne, à Rochefort, est donc exceptionnellement favorable. Des circonstances, que je n'ai pas à exposer ici, ne m'ont pas permis de faire ce calcul pour l'autre période décennale de 1870 à 1880.

Au collège de Rochefort, il n'a jamais régné de ces épidémies qui exigent un prompt licenciement, et causent trop souvent une grande mortalité. Jamais de fièvre typhoïde, de diphthérie, même de fièvres éruptives répandues largement sur les élèves. En douze années, dont nous avons pu prendre connaissance, il y a eu 3 décès parmi les élèves pensionnaires, au nombre de 90 à 100, soit 0,25 pour 100, par année : 2 pour tuberculose, 1 pour fièvre typhoïde. De même la morbidité a toujours été des plus légères.

A l'orphelinat de la marine, 40 filles sont élevées, de leur bas-âge à 18 ans. Jusqu'à leur entrée à l'orphelinat, elles n'ont pas été sans doute des mieux soignées, des mieux partagées en tous les biens qui font la santé, et pourtant ces enfants ne sont jamais malades. En 21 ans, de 1860 à 1880, les 40 jeunes filles n'ont fourni que 7 décès, soit 0,82 pour 100 chaque année. Depuis 1872, il n'y a eu que 1 décès.

J'espère, Messieurs, que les documents résumés dans cette note vous paraîtront suffisamment précis et évidents. A Rochefort, le paludisme existe, mais d'une bénignité qui le rend presque inoffensif.

La fièvre typhoïde est plus rare, moins meurtrière que dans n'importe quelle autre ville ; elle ne règne jamais épidémiquement.

Les fièvres éruptives n'y sont pas plus graves qu'ailleurs.

Toutes les agglomérations sont dans un état sanitaire enviable.

Je n'ai pas à discuter ici si l'infectieux paludéen s'oppose à l'infectieux typhoïde ; mais, s'il en était ainsi, mieux vaudrait cent fois conserver notre petite dose de paludisme, pour nous préserver des épidémies typhoïdes.

J'ose espérer, Messieurs, qu'après ces explications, vous emporterez un bon souvenir de la ville de Rochefort que vous allez visiter. Si vous avez apporté contre elle une idée préconçue d'insalubrité, vous en reviendrez complètement désabusés. Ce changement est un des bienfaits saisissants de l'hygiène moderne; je voudrais pouvoir vous le raconter en détails. Ce serait abuser de votre attention, mais vous comprendrez que le professeur d'hygiène de l'École de médecine de Rochefort ait considéré comme un devoir de vous en donner les principaux résultats.

PARIS. — IMPRIMERIE CHAIX, SUCCURSALE DE SAINT-OUEN, RUE DES ROSIERS, 86, — 2288-3.

ASSOCIATION FRANÇAISE

POUR L'AVANCEMENT DES SCIENCES

EXTRAIT DES STATUTS ET RÈGLEMENT

STATUTS.

Art. 4. — L'Association se compose de membres fondateurs et de membres ordinaires; les uns et les autres sont admis, sur leur demande, par le Conseil.

Art. 6. — Sont membres fondateurs les personnes qui auront souscrit, à une époque quelconque, une ou plusieurs parts du capital social : ces parts sont de 500 francs.

Art. 7. — Tous les membres jouissent des mêmes droits. Toutefois, les noms des membres fondateurs figurent perpétuellement en tête des listes alphabétiques, et les membres reçoivent gratuitement, pendant toute leur vie, autant d'exemplaires des publications de l'Association qu'ils ont souscrit de parts du capital social.

RÈGLEMENT.

Art. 1er. — Le taux de la cotisation annuelle des membres non fondateurs est fixé à 20 francs.

Art. 2. — Tout membre a le droit de racheter ses cotisations à venir en versant, une fois pour toutes, la somme de 200 francs. Il devient ainsi membre à vie.

Les membres ayant racheté leurs cotisations pourront devenir membres fondateurs en versant une somme complémentaire de 300 francs. Il sera loisible de racheter les cotisations par deux versements annuels consécutifs de 100 francs.

La liste alphabétique des membres à vie est publiée en tête de chaque volume, immédiatement après la liste des membres fondateurs.

Les souscriptions sont reçues

Au Secrétariat, 4, rue Antoine-Dubois (Place de l'École-de-Médecine).

Les souscriptions des membres fondateurs peuvent être versées en une seule fois ou en deux versements de chacun 250 francs.

PARIS. — IMPRIMERIE CHAIX, Succ de Saint-Ouen, 86, rue des Rosiers. — 1324-2

www.ingramcontent.com/pod-product-compliance
Ingram Content Group UK Ltd.
Pitfield, Milton Keynes, MK11 3LW, UK
UKHW022300070726
13613UKWH00005B/2404